Comment faire de la santé et de la forme physique un style de vie

Par

Rizwan Chuhan

2

4

Table des matières

5

6

8

INTRODUCTION

L'importance de faire de la santé et de la forme physique un mode de vie ne peut être surestimée. Il ne s'agit pas seulement de bien paraître, mais aussi de se sentir bien et d'avoir une meilleure qualité de vie. Un mode de vie sain signifie faire des choix conscients pour vivre d'une manière qui favorise le bien-être physique, mental et émotionnel. Cela implique de faire de l'exercice régulièrement, de saines habitudes alimentaires, un sommeil suffisant, la gestion du stress et l'évitement des comportements nocifs tels que le tabagisme et la consommation excessive d'alcool.

Dans ce livre, nous explorerons les différents aspects d'un mode de vie sain et comment les intégrer à votre routine quotidienne. En suivant les conseils et astuces décrits dans ce livre, vous serez sur la voie d'une vie plus saine, plus heureuse et plus épanouissante.

Nous commencerons par définir ce qu'est un mode de vie sain et les avantages de vivre de cette façon. Comprendre l'importance d'un mode de vie sain est la première étape pour en faire une priorité dans votre vie. À partir de là, nous explorerons comment fixer des objectifs réalistes, créer un plan d'exercice, développer de saines habitudes alimentaires et gérer le stress. Nous discuterons également de l'importance de dormir suffisamment et de mettre en place un système de soutien pour vous aider à rester motivé et responsable.

À la fin de ce livre, vous aurez les connaissances et les outils nécessaires pour faire de la santé et de la forme physique un mode de vie plutôt qu'un objectif à court terme. Vous comprendrez mieux comment équilibrer différents aspects de votre vie et comment prioriser votre santé et votre bien-être. Commençons!

L'importance de faire de la santé et de la forme physique un mode de vie

Faire de la santé et de la forme physique un mode de vie est important car cela a un impact significatif sur votre bien-être général. Voici quelques raisons:

Réduit le risque de maladies chroniques : Un mode de vie sain qui comprend de l'exercice régulier et une alimentation équilibrée peut aider à réduire le risque de maladies chroniques telles que les maladies cardiaques, les accidents vasculaires cérébraux, le diabète et certains types de cancer.

Améliore la santé mentale : L'exercice et une alimentation saine peuvent aider à améliorer la santé mentale en réduisant le stress, l'anxiété et la dépression.

Augmente les niveaux d'énergie : Un mode de vie sain peut augmenter les niveaux d'énergie, ce qui facilite le maintien de l'activité et l'exécution des tâches quotidiennes.

Améliore la qualité du sommeil : L'exercice et une alimentation saine peuvent améliorer la qualité du sommeil, vous permettant de vous réveiller en vous sentant rafraîchi et plein d'énergie.

Augmente la longévité : En adoptant un mode de vie sain, vous augmentez vos chances de vivre plus longtemps et en meilleure santé.

Améliore la confiance en soi : L'exercice régulier et une alimentation saine peuvent vous aider à vous sentir mieux dans votre peau, ce qui conduit à une confiance en soi et à une estime de soi accrues.

Économise de l'argent : En maintenant un mode de vie sain, vous pouvez économiser de l'argent sur les coûts de soins de santé associés aux maladies chroniques.

Dans l'ensemble, faire de la santé et de la forme physique un mode de vie est essentiel pour améliorer votre qualité de vie et augmenter vos chances de vivre plus longtemps et en meilleure santé. En donnant la priorité à votre santé, vous pouvez profiter des nombreux avantages d'un mode de vie sain.

Qu'est-ce qu'un mode de vie sain ?

Un mode de vie sain fait référence à un mode de vie qui favorise le bien-être physique, mental et émotionnel. Cela implique de faire des choix conscients qui favorisent la santé et le bien-être en général. Voici quelques éléments clés d'un mode de vie sain :

Exercice régulier : Il est important de pratiquer une activité physique régulière pour maintenir un poids santé, améliorer la santé cardiovasculaire et réduire le risque de maladies chroniques.

Alimentation équilibrée et nutritive : Une alimentation équilibrée et nutritive riche en fruits, légumes, grains entiers, protéines maigres et graisses saines est essentielle pour maintenir une santé optimale et prévenir les maladies chroniques.

Sommeil suffisant : Dormir suffisamment est essentiel pour maintenir la santé et le bien-être en général. Les adultes devraient viser 7 à 8 heures de sommeil par nuit.

Gestion du stress : Le stress peut avoir un impact négatif sur la santé globale, c'est pourquoi l'apprentissage de techniques efficaces de gestion du stress telles que la méditation, la respiration profonde ou le yoga peut aider à maintenir une bonne santé.

Éviter les comportements nocifs : Éviter les comportements nocifs comme le tabagisme et la consommation excessive d'alcool est important pour maintenir une bonne santé.

Bilans de santé réguliers : Des bilans de santé réguliers peuvent aider à identifier et à prévenir les problèmes de santé potentiels, conduisant à de meilleurs résultats de santé.

En adoptant un mode de vie sain, vous pouvez bénéficier de nombreux avantages tels qu'une meilleure forme physique, un bien-être mental, une énergie accrue et un risque réduit de maladies chroniques.

Les bienfaits d'un mode de vie sain

Un mode de vie sain présente de nombreux avantages, notamment :

Risque réduit de maladies chroniques : Un mode de vie sain qui comprend de l'exercice régulier et une alimentation équilibrée peut aider à réduire le risque de maladies chroniques telles que les maladies cardiaques, les accidents vasculaires cérébraux, le diabète et certains types de cancer.

Amélioration de la santé mentale : L'exercice et une alimentation saine peuvent aider à améliorer la santé mentale en réduisant le stress, l'anxiété et la dépression.

Augmentation de l'énergie : un mode de vie sain peut augmenter les niveaux d'énergie, ce qui facilite le maintien de l'activité physique et l'exécution des tâches quotidiennes.

Meilleure qualité de sommeil : L'exercice et une alimentation saine peuvent améliorer la qualité du sommeil, vous permettant de vous réveiller en vous sentant rafraîchi et plein d'énergie.

Amélioration de la fonction cognitive : il a été démontré que l'exercice régulier et une alimentation saine améliorent la fonction cognitive, y compris la mémoire et la capacité d'attention.

Une longévité accrue : En adoptant un mode de vie sain, vous augmentez vos chances de vivre plus longtemps et en meilleure santé.

Amélioration de l'estime de soi et de la confiance : L'exercice régulier et une alimentation saine peuvent vous aider à vous sentir mieux dans votre peau, ce qui conduit à une confiance en soi et à une estime de soi accrues.

Amélioration de la fonction immunitaire : Un mode de vie sain peut améliorer la fonction immunitaire, ce qui permet à votre corps de combattre plus facilement les maladies et les maladies.

Dans l'ensemble, un mode de vie sain peut avoir un impact positif sur la santé physique et mentale, entraînant une meilleure qualité de vie et une longévité accrue. En donnant la priorité à votre santé, vous pouvez profiter des nombreux avantages d'un mode de vie sain.

Chapitre n ° 1

Fixer des objectifs

Se fixer des objectifs est une première étape importante pour faire de la santé et de la forme physique un mode de vie. Les objectifs aident à fournir une direction, une motivation et une concentration, qui sont tous des éléments essentiels pour atteindre un mode de vie sain. Voici quelques conseils pour fixer des objectifs :

Soyez précis : Fixer des objectifs précis vous aide à identifier exactement ce que vous voulez accomplir. Par exemple, au lieu de vous fixer comme objectif de « perdre du poids », fixez-vous comme objectif de « perdre 10 livres en 2 mois ».

Rendez-les mesurables : Les objectifs mesurables vous permettent de suivre vos progrès et de déterminer si vous êtes sur la bonne voie pour atteindre le résultat souhaité. Par exemple, suivez vos pas quotidiens ou mesurez votre tour de taille.

Fixez-vous des objectifs réalistes : Fixer des objectifs réalistes et réalisables dans un délai précis peut vous aider à rester motivé et à éviter la frustration. Évitez de vous fixer des objectifs trop ambitieux et irréalistes.

Créez un plan : Une fois que vous avez identifié vos objectifs, créez un plan qui décrit les étapes à suivre pour les atteindre. Votre plan doit inclure des actions spécifiques que vous allez entreprendre et un calendrier pour le moment où vous les prendrez.

Célébrez les jalons : Célébrer les jalons en cours de route peut vous aider à rester motivé et concentré. Récompensez-vous lorsque vous atteignez un objectif, aussi petit soit-il.

Examinez et ajustez régulièrement vos objectifs : L'examen régulier de vos objectifs et de vos progrès peut vous aider à rester sur la bonne voie et à faire les ajustements nécessaires. Soyez ouvert à apporter des changements à vos objectifs et planifiez au fur et à mesure que vous apprenez et grandissez.

Se fixer des objectifs est une étape importante pour faire de la santé et de la forme physique un mode de vie. En fixant des objectifs précis, mesurables et réalistes et en créant un plan pour les atteindre, vous pouvez rester motivé et concentré sur la réalisation d'un mode de vie sain.

Pourquoi se fixer des objectifs est important

Se fixer des objectifs est important pour plusieurs raisons :

Fournit une direction et une concentration : La définition d'objectifs aide à fournir une direction claire et à se concentrer sur ce que vous voulez atteindre. En identifiant des objectifs spécifiques, vous pouvez créer une feuille de route indiquant comment vous y arriverez, ce qui peut vous aider à rester sur la bonne voie et à vous concentrer sur l'objectif final.

Augmente la motivation : les objectifs peuvent fournir une source de motivation pour continuer à travailler pour les atteindre. En décomposant des objectifs plus importants en étapes plus petites et plus gérables, vous pouvez ressentir un sentiment d'accomplissement à mesure que vous atteignez chaque étape.

Fournit une responsabilité : La définition d'objectifs peut donner un sentiment de responsabilité lorsque vous vous efforcez de les atteindre. En fixant des délais et en créant un plan pour atteindre vos objectifs, vous pouvez vous tenir responsable de vos progrès.

Permet le suivi des progrès : La définition d'objectifs spécifiques et mesurables permet le suivi des progrès. En suivant régulièrement vos progrès, vous pouvez déterminer ce qui fonctionne et ce qui doit être ajusté pour atteindre vos objectifs.

Renforce la confiance : Atteindre des objectifs peut donner un sentiment d'accomplissement et renforcer la confiance en vos capacités. Cela peut vous aider à continuer à progresser vers vos objectifs et à faire de la santé et de la forme physique un mode de vie.

Dans l'ensemble, l'établissement d'objectifs est une étape importante pour faire de la santé et de la forme physique un mode de vie. Les objectifs fournissent la direction, la motivation, la responsabilité, le suivi des progrès et la confiance, qui sont tous essentiels pour atteindre un mode de vie sain.

Comment se fixer des objectifs réalistes

Se fixer des objectifs réalistes est essentiel pour progresser vers un mode de vie sain. Voici quelques conseils pour vous fixer des objectifs réalistes :

Évaluez votre mode de vie actuel : avant de vous fixer des objectifs, il est important d'évaluer votre mode de vie actuel et d'identifier les points à améliorer. Tenez compte de votre condition physique actuelle, de vos habitudes alimentaires et de votre état de santé général.

Soyez précis : Fixer des objectifs précis vous aide à identifier exactement ce que vous voulez accomplir. Par exemple, au lieu de vous fixer comme objectif de « perdre du poids », fixez-vous comme objectif de « perdre 5 livres le mois prochain ».

Rendez-les mesurables : Les objectifs mesurables vous permettent de suivre vos progrès et de déterminer si vous êtes sur la bonne voie pour atteindre le résultat souhaité. Par exemple, suivez vos pas quotidiens ou mesurez votre tour de taille.

Tenez compte de vos limites : Soyez réaliste quant à vos limites et tenez-en compte lorsque vous vous fixez des objectifs. Si vous avez un emploi du temps chargé, par exemple, vous fixer comme objectif de vous entraîner deux heures par jour peut ne pas être réaliste. Envisagez plutôt de vous fixer comme objectif de vous entraîner pendant 30 minutes, trois fois par semaine.

Décomposez-les en objectifs plus petits : diviser des objectifs plus importants en objectifs plus petits et plus gérables peut aider à les rendre plus réalisables. Cela vous permet également de suivre les progrès en cours de route, ce qui peut vous aider à rester motivé.

Fixez-vous un échéancier : Établir un échéancier pour atteindre vos objectifs peut aider à créer un sentiment d'urgence et de motivation. Soyez réaliste quant au temps nécessaire pour atteindre vos objectifs.

Rendez-les stimulants mais atteignables : Bien qu'il soit important de fixer des objectifs réalistes, vous devez également vous assurer qu'ils sont suffisamment stimulants pour vous motiver. Envisagez de vous fixer des objectifs qui dépassent à peine vos capacités actuelles, mais qui restent réalisables avec des   efforts.

En vous fixant des objectifs réalistes, vous pouvez progresser régulièrement vers un mode de vie sain. N'oubliez pas de revoir régulièrement vos objectifs et de les ajuster si nécessaire pour vous assurer qu'ils restent réalistes et réalisables.

Suivi des progrès vers les objectifs

Le suivi des progrès vers vos objectifs est un élément important pour faire de la santé et de la forme physique un mode de vie. Voici quelques conseils pour suivre vos progrès :

Utilisez un journal ou un planificateur : Tenir un journal ou un planificateur peut vous aider à suivre vos progrès vers vos objectifs. Notez vos objectifs, ainsi que les étapes à suivre pour les atteindre. Utilisez votre journal ou votre planificateur pour suivre vos progrès et enregistrer les succès ou les défis que vous rencontrez.

Utilisez une application de fitness ou de santé : Il existe de nombreuses applications de fitness et de santé disponibles qui peuvent vous aider à suivre vos progrès vers vos objectifs. Ces applications peuvent vous aider à surveiller votre activité physique, votre nutrition, votre sommeil et d'autres mesures liées à la santé. Certaines options populaires incluent MyFitnessPal, Fitbit et Apple Health.

Prendre des mesures : Prendre des mesures peut vous aider à

suivre vos progrès vers des objectifs spécifiques, tels que la perte de poids ou le gain musculaire. Utilisez une balance, un ruban à mesurer ou un analyseur de composition corporelle pour suivre vos progrès au fil du temps.

Fixez des jalons : Fixer des jalons en cours de route peut vous aider à rester motivé et concentré sur la réalisation de vos objectifs. Célébrez lorsque vous atteignez un jalon, aussi petit soit-il, pour vous aider à rester motivé.

Examinez régulièrement vos progrès : l'examen régulier de vos progrès peut vous aider à déterminer ce qui fonctionne et ce qui doit être ajusté. Passez en revue vos progrès sur une base hebdomadaire ou mensuelle et ajustez vos objectifs ou votre plan si nécessaire.

Le suivi de vos progrès vers vos objectifs peut vous aider à rester motivé et concentré sur la façon de faire de la santé et de la forme physique un mode de vie. Utilisez les méthodes de suivi qui vous conviennent le mieux et examinez régulièrement vos progrès pour rester sur la bonne voie.

Chapitre n° 2

Exercer

L'exercice est un élément important pour faire de la santé et de la forme physique un mode de vie. Une activité physique régulière peut vous aider à maintenir un poids santé, à réduire le risque de maladies chroniques, à améliorer votre santé mentale et à augmenter votre bien-être général. Voici quelques points clés à considérer lorsqu'il s'agit d'exercice :

Types d'exercices : Il existe différents types d'exercices,

notamment les exercices aérobiques, les exercices de musculation et les exercices de flexibilité. Il est important d'intégrer une variété d'exercices dans votre routine pour profiter pleinement des bienfaits de l'activité physique.

Fréquence et durée : L'American Heart Association recommande au moins 150 minutes d'exercice aérobique d'intensité modérée ou 75 minutes d'exercice aérobique d'intensité vigoureuse par semaine. De plus, les exercices de musculation doivent être effectués au moins deux jours par semaine, en ciblant tous les principaux groupes musculaires.

Choisir le bon exercice : Choisissez un exercice que vous aimez, car cela peut vous aider à vous y tenir à long terme. Si vous débutez dans l'exercice ou si vous avez un problème de santé, consultez un fournisseur de soins de santé pour déterminer le meilleur type d'exercice pour vous.

Considérations de sécurité : Échauffez-vous toujours avant l'exercice et rafraîchissez-vous ensuite. Portez des chaussures et des vêtements appropriés et restez hydraté pendant l'exercice. Si vous ressentez une douleur ou une gêne pendant l'exercice, arrêtez-vous et consultez un médecin.

Intégrer l'activité physique dans la vie quotidienne : En plus des séances d'exercices planifiées, intégrez l'activité physique dans votre vie quotidienne. Prenez les escaliers au lieu de l'ascenseur, marchez ou faites du vélo pour vous rendre au travail ou à l'école, et faites des pauses pour vous étirer ou marcher pendant la journée de travail.

Faire de l'exercice une habitude : la cohérence est essentielle lorsqu'il s'agit de faire de l'exercice. Faites de l'exercice une partie intégrante de votre routine et planifiez-le dans votre journée pour vous assurer que cela devienne une habitude.

En incorporant l'exercice à votre style de vie, vous pouvez récolter les bienfaits physiques et mentaux de l'activité physique. N'oubliez pas de choisir des exercices que vous aimez, d'en faire une habitude et de consulter un fournisseur de soins de santé si nécessaire pour assurer un exercice sûr et efficace.

Les bienfaits de l'exercice

L'exercice régulier offre un large éventail d'avantages pour la santé physique et mentale. Voici quelques-uns des principaux avantages de l'exercice :

Amélioration de la santé cardiovasculaire : L'exercice peut aider à améliorer la santé cardiaque en renforçant le muscle cardiaque, en réduisant la tension artérielle et en améliorant la circulation.

Gestion du poids : L'exercice régulier peut aider à maintenir un poids santé en brûlant des calories et en développant la masse musculaire.

Réduction du risque de maladies chroniques : il a été démontré que l'exercice réduit le risque de maladies chroniques telles que le diabète de type 2, l'hypertension artérielle et certaines formes de cancer.

Des os et des muscles plus forts : L'exercice régulier peut aider à développer et à maintenir des os et des muscles solides, réduisant ainsi le risque d'ostéoporose et d'autres conditions.

Amélioration de la santé mentale : il a été démontré que l'exercice réduit les symptômes d'anxiété et de dépression et améliore l'humeur générale.

Meilleur sommeil : L'exercice peut aider à améliorer la qualité et la durée du sommeil, ce qui améliore la santé globale.

Augmentation de l'énergie et de l'endurance : L'exercice régulier peut augmenter les niveaux d'énergie et améliorer l'endurance physique globale.

Amélioration de la fonction cognitive : L'exercice a été associé à une amélioration de la fonction cognitive, notamment une meilleure mémoire et une meilleure concentration.

L'intégration d'exercices réguliers dans votre style de vie

peut offrir de nombreux avantages pour la santé physique et mentale. Qu'il s'agisse de faire une promenade quotidienne, de participer à des cours de conditionnement physique en groupe ou de faire du sport, trouvez une activité que vous aimez et intégrez-la régulièrement à votre routine.

Type d'exercice

Il existe trois principaux types d'exercices qui devraient être inclus dans une routine de conditionnement physique équilibrée :

Exercice aérobie : L'exercice aérobie, également connu sous le nom de cardio, est toute activité qui augmente votre fréquence cardiaque et votre respiration, comme la course, le vélo, la natation ou la danse. Ce type d'exercice aide à améliorer la santé cardiovasculaire, à brûler des calories et à améliorer l'endurance.

Musculation : La musculation consiste à travailler avec des poids ou des bandes de résistance pour développer et maintenir la masse musculaire. Ce type d'exercice peut aider à améliorer la densité osseuse, à réduire le risque de blessure et à augmenter le métabolisme.

Exercices de flexibilité : Les exercices de flexibilité, tels que les étirements ou le yoga, peuvent aider à améliorer la flexibilité, l'équilibre et l'amplitude des mouvements. Ces exercices peuvent aider à réduire le risque de blessure et à améliorer la posture.

En plus de ces trois principaux types d'exercices, il existe également d'autres formes d'activité physique qui peuvent être intégrées à une routine de conditionnement physique, comme l'entraînement par intervalles à haute intensité (HIIT), le Pilates ou des sports comme le basket-ball ou le football .

Il est important d'inclure une variété d'exercices dans votre routine pour vous assurer que tous les groupes musculaires sont travaillés et pour éviter les blessures dues au surmenage. Consultez un professionnel du conditionnement physique ou un fournisseur de soins de santé pour déterminer le meilleur type et la meilleure quantité d'exercices pour vos besoins et objectifs individuels.

Création d'un programme d'exercices

La création d'un plan d'exercice peut vous aider à rester motivé, à rester sur la bonne voie et à atteindre vos objectifs de mise en forme. Voici quelques étapes pour vous aider à créer un plan d'exercice :

Fixez-vous des objectifs réalistes : Décidez ce que vous voulez réaliser avec votre plan d'exercice, que ce soit pour perdre du poids, développer vos muscles ou améliorer votre condition physique générale.

Déterminez votre point de départ : évaluez votre niveau de forme physique actuel, en tenant compte de facteurs tels que l'âge, les antécédents de forme physique et tout état de santé.

Choisissez des activités que vous aimez : sélectionnez des exercices ou des activités que vous aimez et que vous aurez hâte de faire. Cela vous aidera à rester motivé et à respecter votre plan à long terme.

Déterminez la fréquence et la durée : Décidez à quelle fréquence vous ferez de l'exercice et combien de temps durera chaque séance. Visez au moins 150 minutes d'exercice aérobique d'intensité modérée par semaine, ainsi que deux jours d'entraînement en force.

Créez un programme : Planifiez votre programme d'exercices pour la semaine, en tenant compte de tout autre engagement ou obligation que vous pourriez avoir.

Commencez lentement et augmentez progressivement l'intensité : Commencez par une quantité gérable d'exercices et augmentez progressivement l'intensité et la durée au fur et à mesure que vous vous sentez plus à l'aise.

Incorporez de la variété : incluez une variété d'exercices dans votre routine pour travailler différents groupes musculaires et éviter l'ennui ou l'épuisement professionnel.

Suivez vos progrès : suivez vos progrès pour rester motivé et célébrer vos réalisations.

N'oubliez pas de consulter un professionnel de la santé avant de commencer une nouvelle routine d'exercice, surtout si vous avez des problèmes de santé ou des conditions médicales. Avec un plan d'exercices bien conçu, vous pouvez atteindre vos objectifs de mise en forme et profiter des nombreux avantages physiques et mentaux d'une activité physique régulière.

Surmonter les obstacles à l'exercice

Il existe de nombreux obstacles communs qui peuvent rendre difficile le respect d'une routine d'exercice. Voici quelques conseils pour surmonter ces obstacles :

Manque de temps : si vous avez un emploi du temps chargé, essayez de diviser votre exercice en séances plus courtes tout au long de la journée. Même 10 à 15 minutes d'exercice à la fois peuvent être bénéfiques.

Manque de motivation : Trouvez un partenaire d'exercice ou rejoignez un cours de conditionnement physique en groupe pour vous aider à rester motivé. Essayez également de vous fixer des objectifs réalisables et de vous récompenser lorsque vous les atteignez.

Manque d'énergie : Si vous vous sentez fatigué ou à court d'énergie, essayez d'incorporer des exercices plus réparateurs dans votre routine, comme le yoga ou le tai-chi.

Blessure ou douleur : si vous souffrez d'une blessure ou d'une douleur chronique, consultez un professionnel de la santé ou un physiothérapeute pour déterminer les exercices qui sont sans danger pour vous.

Facteurs météorologiques ou environnementaux : si les conditions météorologiques ou d'autres facteurs environnementaux vous empêchent de faire de l'exercice à l'extérieur, envisagez de vous inscrire à une salle de sport ou d'investir dans du matériel d'exercice à domicile.

Coût : Si le coût d'un abonnement ou d'un équipement à une salle de sport est un obstacle, de nombreuses options peu coûteuses ou gratuites sont disponibles, telles que la marche ou la course à l'extérieur, l'utilisation de vidéos d'entraînement en ligne ou la participation à des cours de conditionnement physique communautaires.

Manque de connaissances ou d'expérience : si vous débutez dans l'exercice, envisagez de travailler avec un entraîneur personnel ou un professionnel du fitness pour apprendre la forme et la technique appropriées et obtenir des conseils personnalisés.

En identifiant et en abordant ces obstacles, vous pouvez surmonter les obstacles à l'exercice et faire de l'activité physique une partie intégrante de votre routine.

Chapitre n° 3

Nutrition

Une bonne nutrition est essentielle pour la santé et le bien-être en général. Dans ce chapitre, nous discuterons de l'importance d'une alimentation saine et offrirons des conseils pour améliorer votre nutrition.

L'importance d'une alimentation saine : Une alimentation saine fournit au corps les nutriments dont il a besoin pour fonctionner correctement, notamment des protéines, des glucides, des lipides, des vitamines et des minéraux. Une alimentation équilibrée peut aider à réduire le risque de maladies chroniques, à maintenir un poids santé et à améliorer les niveaux d'énergie.

Éléments clés d'une alimentation saine : Une alimentation saine devrait inclure une variété de fruits, de légumes, de grains entiers, de sources de protéines maigres et de graisses saines. Il est important de limiter les aliments transformés, les boissons sucrées et les aliments riches en graisses saturées et trans.

Contrôle des portions : même des aliments sains peuvent entraîner une prise de poids s'ils sont consommés en grandes portions. Pratiquez le contrôle des portions en utilisant des assiettes plus petites, en mesurant la taille des portions et en prêtant attention aux signaux de faim et de satiété.

Hydratation: Une bonne hydratation est importante pour la santé globale et peut aider à améliorer les niveaux d'énergie, à faciliter la digestion et à maintenir une peau saine. Visez au moins huit verres d'eau par jour et limitez les boissons sucrées.

Manger en pleine conscience : faire attention à ce que vous mangez et à la quantité que vous mangez peut vous aider à faire des choix plus sains et à mieux apprécier votre nourriture. Pratiquez une alimentation consciente en mangeant lentement, en savourant votre nourriture et en prêtant attention aux signaux de faim et de satiété.

Planification et préparation : La planification et la préparation à l'avance de repas et de collations sains peuvent vous aider à rester sur la bonne voie pour atteindre vos objectifs nutritionnels et éviter les choix malsains lorsque le temps est limité.

Demander conseil : si vous avez des problèmes nutritionnels spécifiques ou des restrictions alimentaires, consultez un diététiste ou un professionnel de la santé pour obtenir des conseils et des conseils personnalisés.

En apportant de petits changements à votre alimentation et en faisant attention à vos choix alimentaires, vous pouvez améliorer votre nutrition et votre santé globale.

L'importance de l'alimentation

La nutrition est essentielle pour maintenir une bonne santé et un bien-être. Il fournit au corps les nutriments dont il a besoin pour fonctionner correctement, notamment l'énergie, les protéines, les glucides, les lipides, les vitamines et les minéraux. Voici quelques raisons pour lesquelles la nutrition est importante :

Réduire le risque de maladies chroniques : Une alimentation saine peut aider à réduire le risque de maladies chroniques telles que les maladies cardiaques, le diabète et certains types de cancer. Les aliments riches en nutriments peuvent également aider à renforcer le système immunitaire et à réduire l'inflammation dans le corps.

Maintenir un poids santé : Une bonne nutrition est essentielle pour maintenir un poids santé. Une alimentation équilibrée riche en aliments entiers et pauvre en aliments transformés et en sucres ajoutés peut aider à réguler l'appétit et à prévenir la suralimentation.

Améliorer les niveaux d'énergie : Les aliments riches en nutriments fournissent au corps l'énergie dont il a besoin pour fonctionner correctement. Une alimentation riche en glucides complexes, en protéines maigres et en graisses saines peut aider à améliorer les niveaux d'énergie et à réduire les sensations de fatigue.

Améliorer la santé mentale : Une bonne nutrition est essentielle pour maintenir une bonne santé mentale. Une alimentation équilibrée riche en aliments entiers et pauvre en aliments transformés et en sucres ajoutés peut aider à améliorer l'humeur, à réduire les symptômes de dépression et d'anxiété et à améliorer la fonction cognitive.

Promouvoir un vieillissement en bonne santé : Une alimentation saine peut aider à promouvoir un vieillissement en bonne santé en réduisant le risque de maladies liées à l'âge telles que la démence et l'ostéoporose. Les aliments riches en nutriments peuvent également aider à maintenir la masse musculaire et à prévenir la perte musculaire liée à l'âge.

En faisant de la bonne nutrition une priorité et en adoptant une alimentation équilibrée riche en aliments complets, vous pouvez favoriser une bonne santé et un bien-être et réduire le risque de maladies chroniques.

Comprendre les macronutriments et les micronutriments

Les macronutriments et les micronutriments sont des composants essentiels d'une alimentation saine. Voici un bref aperçu de chacun :

Macronutriments : Les macronutriments sont des nutriments nécessaires en quantités relativement importantes et qui fournissent de l'énergie au corps. Il existe trois macronutriments :

Glucides : Les glucides sont la principale source d'énergie du corps. On les trouve dans des aliments comme le pain, les pâtes, les fruits et les légumes.

Protéines : Les protéines sont essentielles à la construction et à la réparation des tissus dans le corps, et elles jouent également un rôle dans le maintien d'un système immunitaire sain. Les sources de protéines comprennent la viande, la volaille, le poisson, les haricots et les produits laitiers.

Graisses : Les graisses sont essentielles pour de nombreuses fonctions corporelles, notamment fournir de l'énergie, protéger les organes et aider le corps à absorber certaines vitamines. Les sources saines de graisses comprennent les noix, les graines, les avocats et les poissons gras.

Micronutriments : Les micronutriments sont des nutriments qui sont nécessaires en plus petites quantités, mais qui sont tout de même essentiels à une bonne santé. Ils comprennent des vitamines et des minéraux :

Vitamines : Les vitamines sont des composés organiques dont le corps a besoin en petites quantités pour diverses fonctions telles que le maintien d'une peau saine, la promotion de la cicatrisation des plaies et le soutien du système immunitaire. Les vitamines peuvent être trouvées dans une variété d'aliments tels que les fruits, les légumes, les grains entiers et les produits laitiers.

Minéraux : les minéraux sont des composés inorganiques qui sont importants pour le maintien de la santé des os, la régulation de l'équilibre hydrique et le soutien de diverses fonctions corporelles. Les sources de minéraux comprennent les produits laitiers, les légumes verts à feuilles, les noix et les grains entiers.

En consommant une alimentation équilibrée qui comprend une variété d'aliments de tous les groupes alimentaires, vous pouvez vous assurer que vous obtenez tous les macronutriments et micronutriments dont votre corps a besoin pour fonctionner correctement.

Créer un plan de repas sain

La création d'un plan de repas sain est un moyen efficace de s'assurer que vous obtenez tous les nutriments dont votre corps a besoin pour fonctionner correctement. Voici quelques conseils pour créer un plan de repas sain :

Concentrez-vous sur des aliments entiers riches en nutriments : incluez beaucoup de fruits, de légumes, de grains entiers, de protéines maigres et de graisses saines dans vos repas. Ces aliments sont riches en nutriments et vous fourniront une énergie soutenue tout au long de la journée.

Planifiez vos repas à l'avance : Prenez le temps au début de chaque semaine de planifier vos repas pour la semaine à venir. Cela vous aidera à rester sur la bonne voie et à éviter la tentation de faire des choix malsains lorsque vous manquez de temps.

Incluez une variété d'aliments : Manger une variété d'aliments vous assurera d'obtenir une large gamme de nutriments. Essayez d'inclure des aliments de tous les groupes alimentaires dans vos repas.

Ne sautez pas de repas : sauter des repas peut entraîner une suralimentation et rendre plus difficile le respect d'un régime alimentaire sain. Assurez-vous de manger trois repas par jour et d'inclure des collations saines entre les repas si vous en avez besoin.

Gardez à l'esprit la taille des portions : faites attention à la taille des portions et essayez de manger jusqu'à ce que vous vous sentiez rassasié, pas trop rassasié.

Restez hydraté : Assurez-vous de boire beaucoup d'eau tout au long de la journée pour rester hydraté et soutenir les fonctions corporelles appropriées.

Tenez compte de vos besoins individuels : si vous avez des restrictions alimentaires ou des problèmes de santé spécifiques, assurez-vous d'en tenir compte lors de la planification de vos repas.

N'oubliez pas que la création d'un plan de repas sain n'est pas une question de restriction ou de privation. Il s'agit plutôt de nourrir votre corps avec les nutriments dont il a besoin pour fonctionner au mieux. Avec un peu de planification et d'efforts, vous pouvez créer un plan de repas qui vous convient et qui soutient votre santé et votre bien-être en général.

Surmonter les obstacles à une alimentation saine

Bien que la création d'un plan de repas sain puisse être utile, il peut être difficile de s'y tenir face à divers obstacles. Voici quelques conseils pour surmonter les obstacles courants à une saine alimentation :

Manque de temps : De nombreuses personnes estiment qu'elles n'ont pas assez de temps pour préparer des repas sains. Une solution consiste à préparer les repas à l'avance, comme le week-end, et à les conserver au réfrigérateur ou au congélateur pour une utilisation ultérieure. Vous pouvez également essayer des idées de repas rapides et faciles comme des salades, des sautés et des soupes qui peuvent être préparés en peu de temps.

Manque de connaissances : Certaines personnes peuvent ne pas savoir ce qui constitue une alimentation saine ou comment préparer des repas sains. Envisagez de demander conseil à un diététiste ou d'utiliser des sources d'information fiables pour en savoir plus sur les habitudes alimentaires saines.

Préférences alimentaires : certaines personnes peuvent ne pas aimer le goût des aliments sains, comme les légumes ou les grains entiers. Essayez d'expérimenter différentes méthodes de préparation et assaisonnements pour trouver des façons de rendre les aliments sains plus agréables.

Pressions sociales : Les événements sociaux ou la pression des pairs peuvent rendre difficile le maintien de saines habitudes alimentaires. Dans ces situations, essayez de faire des choix plus sains lorsque cela est possible ou apportez votre propre plat sain à partager.

Coût : Certaines personnes peuvent percevoir les aliments sains comme étant plus chers que les options malsaines. Cependant, il existe de nombreux aliments sains abordables, tels que les haricots, les lentilles, les légumes surgelés et les grains entiers. Vous pouvez également rechercher des soldes et des coupons pour économiser de l'argent sur les achats d'aliments sains.

En identifiant et en éliminant ces obstacles communs, vous pouvez surmonter les obstacles à une alimentation saine et en faire une partie intégrante de votre mode de vie.

Chapitre n° 4

Dormir

Le sommeil est un élément essentiel de la santé et du bien-être en général. Dans ce chapitre, nous explorerons l'importance du sommeil et comment améliorer la qualité de votre sommeil.

L'importance du sommeil : Le sommeil est essentiel pour de nombreuses fonctions corporelles, notamment la restauration physique et mentale, la consolidation de la mémoire et la régulation hormonale. Le manque de sommeil peut avoir des effets négatifs sur votre santé, notamment un risque accru d'obésité, de diabète, de maladie cardiaque et de dépression.

Durée de sommeil recommandée : La durée de sommeil recommandée varie en fonction de l'âge et des besoins individuels. La plupart des adultes ont besoin de 7 à 9 heures de sommeil par nuit, tandis que les enfants et les adolescents en ont besoin de plus.

Conseils pour améliorer la qualité de votre sommeil : Il existe de nombreuses stratégies pour améliorer la qualité de votre sommeil, notamment :

Établir un horaire de sommeil régulier

Créer une routine relaxante au coucher

Créer un environnement de sommeil confortable

Éviter la caféine, l'alcool et les gros repas avant le coucher

Limiter le temps passé devant un écran avant de se coucher

Faire de l'exercice régulièrement pendant la journée

Traiter les troubles du sommeil : Si vous rencontrez des problèmes de sommeil persistants, il peut être utile de consulter un professionnel de la santé. Les troubles du sommeil tels que l'insomnie, l'apnée du sommeil et le syndrome des jambes sans repos peuvent altérer la qualité de votre sommeil et nécessiter un traitement médical.

En donnant la priorité à de bonnes habitudes de sommeil et en traitant tout trouble du sommeil, vous pouvez améliorer la qualité de votre sommeil et favoriser votre santé et votre bien-être en général.

L'importance du sommeil

Le sommeil est essentiel pour la santé et le bien-être en général. C'est pendant le sommeil que le corps se régénère et se répare, nous permettant de fonctionner de manière optimale lorsque nous sommes éveillés. Voici quelques raisons clés pour lesquelles le sommeil est important :

Restauration physique : Pendant le sommeil, le corps répare et restaure les tissus et les organes, renforce le système immunitaire et redynamise le cerveau et le corps.

Restauration mentale : Le sommeil est essentiel au fonctionnement cognitif, y compris la consolidation de la mémoire, l'apprentissage et la résolution de problèmes.

Régulation hormonale : Le sommeil joue un rôle essentiel dans la régulation des hormones qui contrôlent l'appétit, le métabolisme et la réponse au stress.

Régulation de l'humeur : Le manque de sommeil a été associé à un risque accru de dépression, d'anxiété et d'autres troubles de l'humeur.

Amélioration des performances : un sommeil suffisant peut améliorer les performances sportives, le temps de réaction et la capacité de prise de décision.

Dans l'ensemble, un sommeil de qualité suffisante est essentiel pour maintenir la santé physique et mentale, ainsi que pour optimiser le fonctionnement et les performances au quotidien.

Combien de temps de sommeil est nécessaire

La quantité de sommeil recommandée varie en fonction de l'âge et des besoins individuels. Selon la National Sleep Foundation, voici les directives générales pour les heures de sommeil recommandées par nuit :

Nouveau-nés (0-3 mois) : 14-17 heures

Nourrissons (4-11 mois) : 12-15 heures

Tout-petits (1-2 ans) : 11-14 heures

Enfants d'âge préscolaire (3-5 ans) : 10-13 heures

Enfants d'âge scolaire (6-13 ans) : 9-11 heures

Adolescents (14-17 ans) : 8-10 heures

Adultes (18-64 ans) : 7-9 heures

Adultes plus âgés (65 ans et plus) : 7-8 heures

Il est important de noter qu'il s'agit de directives générales et que les besoins individuels en sommeil peuvent varier. Certaines personnes peuvent se sentir reposées avec moins d'heures de sommeil, tandis que d'autres peuvent en avoir besoin de plus. Il est important de prêter attention aux signaux de votre propre corps et d'ajuster vos habitudes de sommeil en conséquence.

Conseils pour améliorer la qualité du sommeil

Améliorer la qualité de votre sommeil peut vous aider à vous sentir plus reposé et plein d'énergie tout au long de la journée. Voici quelques conseils pour améliorer la qualité du sommeil :

Respectez un horaire de sommeil régulier : essayez de vous coucher et de vous réveiller à la même heure tous les jours, même le week-end.

Créez une routine relaxante au coucher : Développez une routine relaxante avant de vous coucher, comme prendre un bain chaud, lire un livre ou pratiquer des techniques de relaxation comme la méditation.

Créez un environnement de sommeil confortable : assurez-vous que votre chambre est calme, fraîche et sombre, avec une literie et des oreillers confortables.

Limitez la caféine, l'alcool et les gros repas avant le coucher : évitez de consommer de la caféine et de l'alcool le soir et essayez de ne pas manger de gros repas trop près de l'heure du coucher.

Limitez le temps d'écran avant de vous coucher : La lumière bleue émise par les appareils électroniques peut interférer avec le sommeil. Essayez d'éviter d'utiliser des appareils électroniques pendant au moins une heure avant de vous coucher.

Faites de l'exercice régulièrement pendant la journée : Une activité physique régulière peut vous aider à vous endormir plus facilement et à dormir plus profondément.

Envisagez des remèdes naturels : certaines herbes et suppléments, comme la racine de valériane et la mélatonine, peuvent aider à améliorer la qualité du sommeil. Parlez à votre fournisseur de soins de santé avant d'essayer des remèdes naturels.

En intégrant ces conseils à votre routine, vous pourrez peut-être améliorer la qualité de votre sommeil et vous réveiller en vous sentant plus reposé et plein d'énergie.

Chapitre n° 5

La gestion du stress

Le stress fait partie de la vie, mais un stress excessif peut avoir des effets négatifs sur la santé physique et mentale. La gestion du stress est importante pour le maintien de la santé et du bien-être général. Dans ce chapitre, nous aborderons certaines stratégies de gestion du stress.

Identifiez les déclencheurs de stress : La première étape de la gestion du stress consiste à identifier les facteurs qui déclenchent le stress. Une fois que vous savez ce qui vous cause du stress, vous pouvez développer des stratégies pour le gérer.

Pratiquez des techniques de relaxation : Les techniques de relaxation, telles que la respiration profonde, la relaxation musculaire progressive et la méditation, peuvent aider à réduire le stress et favoriser la relaxation.

Faites de l'exercice régulièrement : L'activité physique régulière peut aider à réduire le stress et à améliorer l'humeur.

Dormez suffisamment : Le manque de sommeil peut augmenter le niveau de stress. Visez sept à neuf heures de sommeil chaque nuit.

Connectez-vous avec les autres : le soutien social peut aider à réduire le stress et à améliorer l'humeur. Prenez du temps pour vos amis et votre famille et envisagez de vous joindre à un groupe de soutien.

Prioriser les soins personnels : Prendre soin de soi est essentiel pour gérer le stress. Prenez le temps de faire des activités que vous aimez, comme lire, écouter de la musique ou prendre un bain.

Demandez l'aide d'un professionnel : Si le stress a un impact sur votre vie quotidienne, envisagez de demander l'aide d'un professionnel de la santé mentale. Ils peuvent vous aider à développer des stratégies d'adaptation et fournir un soutien supplémentaire.

En intégrant ces stratégies à votre routine, vous pouvez gérer efficacement le stress et améliorer votre santé et votre bien-être en général.

Les effets du stress sur la santé

Le stress fait partie de la vie normale, mais lorsqu'il devient chronique ou excessif, il peut avoir des effets négatifs sur la santé physique et mentale. Voici quelques-uns des effets du stress sur la santé :

Santé mentale : le stress chronique peut entraîner de l'anxiété, de la dépression et d'autres problèmes de santé mentale.

Santé cardiovasculaire : Le stress chronique peut entraîner une hypertension artérielle, des maladies cardiaques et des accidents vasculaires cérébraux.

Système immunitaire : Le stress chronique peut affaiblir le système immunitaire, ce qui vous rend plus vulnérable aux infections et aux maladies.

Système digestif : Le stress peut causer des problèmes digestifs, tels que des douleurs à l'estomac, de la diarrhée et de la constipation.

Sommeil : le stress peut interférer avec le sommeil, ce qui rend difficile l'endormissement ou le maintien du sommeil.

Poids : Le stress chronique peut entraîner une prise ou une perte de poids, ainsi que des habitudes alimentaires malsaines.

Peau : Le stress peut causer des problèmes de peau, comme l'acné, l'urticaire et le psoriasis.

Il est important de bien gérer le stress pour prévenir ces effets négatifs sur la santé. En pratiquant des techniques de relaxation, en faisant de l'exercice régulièrement, en accordant la priorité aux soins personnels et en recherchant l'aide d'un professionnel si nécessaire, vous pouvez gérer efficacement le stress et améliorer votre santé et votre bien-être en général.

Mécanismes d'adaptation au stress

Les mécanismes d'adaptation sont des stratégies ou des techniques que les individus utilisent pour gérer le stress et faire face à des situations difficiles. Voici quelques mécanismes d'adaptation au stress :

Respiration profonde : Les exercices de respiration profonde peuvent aider à réduire le stress et favoriser la relaxation. Inspirez profondément par le nez, maintenez pendant quelques secondes, puis expirez lentement par la bouche.

Relaxation musculaire progressive : La relaxation musculaire progressive consiste à tendre et à détendre différents groupes musculaires du corps pour réduire la tension et favoriser la relaxation.

Exercice : Une activité physique régulière peut aider à réduire le stress et à améliorer l'humeur.

Méditation de pleine conscience : La méditation de pleine conscience consiste à se concentrer sur le moment présent et à abandonner les distractions et les pensées négatives.

Journal : Écrire vos pensées et vos sentiments peut vous aider à gérer vos émotions et à réduire votre stress.

Soutien social : La connexion avec les amis et la famille peut aider à réduire le stress et à améliorer l'humeur.

Passe-temps : S'engager dans des passe-temps et des activités que vous aimez peut aider à réduire le stress et favoriser la relaxation.

Aide professionnelle : si le stress a un impact sur votre vie quotidienne, envisagez de demander l'aide d'un professionnel de la santé mentale. Ils peuvent vous aider à développer des stratégies d'adaptation et fournir un soutien supplémentaire.

En incorporant ces mécanismes d'adaptation dans votre routine, vous pouvez gérer efficacement le stress et améliorer votre santé et votre bien-être en général.

Intégrer les techniques de relaxation dans la vie quotidienne

L'intégration de techniques de relaxation dans votre vie quotidienne peut aider à réduire le stress, favoriser la relaxation et améliorer le bien-être général. Voici quelques façons d'intégrer des techniques de relaxation dans votre routine quotidienne :

Faites des pauses : Faites de courtes pauses tout au long de la journée pour vous étirer, faire une promenade ou pratiquer des exercices de respiration profonde.

Commencez et terminez la journée en vous relaxant : pratiquez des techniques de relaxation telles que la respiration profonde, la méditation ou le yoga le matin et avant de vous coucher pour commencer et terminer la journée sur une note calme.

Prévoyez du temps de relaxation : Prévoyez du temps dans votre journée pour des activités de relaxation, comme prendre un bain, lire un livre ou écouter de la musique apaisante.

Pratiquez la pleine conscience : Pratiquez la pleine conscience tout au long de la journée en vous concentrant sur le moment présent et en vous débarrassant des distractions et des pensées négatives.

Trouvez des activités qui favorisent la relaxation : Participez à des activités qui favorisent la relaxation, comme faire une promenade dans la nature, pratiquer le yoga ou faire un puzzle.

Limitez le temps passé devant les écrans : réduisez le temps que vous passez sur les écrans pour réduire le stress et favoriser la relaxation.

Demandez l'aide d'un professionnel : si vous avez du mal à intégrer des techniques de relaxation dans votre routine ou si le stress a un impact sur votre vie quotidienne, envisagez de demander l'aide d'un professionnel de la santé mentale. Ils peuvent vous aider à développer des stratégies de relaxation et vous fournir un soutien supplémentaire.

En incorporant ces techniques de relaxation à votre routine quotidienne, vous pouvez gérer efficacement le stress et améliorer votre santé et votre bien-être en général.

Chapitre n° 6

Construire un système de soutien

Construire un système de soutien peut être un facteur crucial pour faire de la santé et de la forme physique un mode de vie. Voici quelques façons de créer un système de soutien :

Identifiez les personnes qui vous soutiennent : identifiez les membres de la famille, les amis, les collègues ou un groupe de soutien qui peuvent vous encourager et vous responsabiliser.

Communiquez vos objectifs : communiquez vos objectifs de santé et de forme physique à votre système de soutien afin qu'il puisse vous aider et vous tenir responsable.

Faites de l'exercice avec un partenaire : Trouvez un partenaire d'entraînement qui peut vous motiver et vous encourager pendant l'exercice.

Rejoindre un cours ou un groupe : Rejoindre un cours ou un groupe de fitness peut donner un sentiment de communauté et de soutien tout en vous tenant responsable.

Utilisez la technologie : utilisez des applications ou des communautés en ligne pour entrer en contact avec d'autres personnes partageant des objectifs et des intérêts similaires.

Demandez l'aide d'un professionnel : envisagez de demander l'aide d'un entraîneur personnel, d'un nutritionniste ou d'un professionnel de la santé mentale qui peut vous fournir un soutien et des conseils supplémentaires.

En créant un système de soutien, vous pouvez augmenter votre motivation et votre responsabilité tout en créant un sentiment de communauté autour de vos objectifs de santé et de forme physique.

L'importance d'un système de soutien

Un système de soutien peut être essentiel pour faire de la santé et de la forme physique un mode de vie pour plusieurs raisons :

Responsabilité : Avoir un système de soutien peut fournir une responsabilité, ce qui peut vous aider à rester engagé envers vos objectifs de santé et de forme physique. Lorsque vous avez d'autres personnes conscientes de vos objectifs et investies dans votre réussite, vous êtes plus susceptible de vous en tenir à votre plan.

Motivation : Un système de soutien peut vous motiver lorsque vous vous sentez découragé ou démotivé. Les encouragements des autres peuvent vous aider à surmonter les moments difficiles et à rester concentré sur vos objectifs.

Éducation et conseils : Votre système de soutien peut fournir une éducation et des conseils sur des sujets liés à la santé et à la forme physique. Cela peut vous aider à prendre des décisions éclairées et à mieux comprendre les meilleurs moyens d'atteindre vos objectifs.

Soutien social : Le soutien social peut procurer un sentiment d'appartenance et de connexion, ce qui est important pour la santé et le bien-être en général. Avoir autour de vous des personnes qui soutiennent vos objectifs et qui s'investissent dans votre réussite peut aider à réduire le stress et à augmenter le bonheur.

Expériences partagées : partager votre parcours de santé et de remise en forme avec d'autres peut créer un sentiment de camaraderie et des expériences partagées. Cela peut vous aider à vous sentir moins seul dans votre cheminement et peut donner un sentiment de communauté.

Dans l'ensemble, un système de soutien peut être crucial pour faire de la santé et de la forme physique un mode de vie. Il peut fournir la responsabilisation, la motivation, l'éducation, le soutien social et un sentiment d'expériences partagées.

Comment construire un système de soutien

Construire un système de soutien pour vos objectifs de santé et de forme physique implique de prendre des mesures intentionnelles pour vous entourer de personnes qui peuvent vous encourager, vous responsabiliser et vous soutenir. Voici quelques façons de créer un système de soutien :

Identifiez les personnes qui vous soutiennent : pensez aux membres de votre famille, à vos amis, à vos collègues ou même aux communautés en ligne qui s'investissent dans votre réussite et qui peuvent apporter un renforcement positif à vos objectifs de santé et de forme physique.

Communiquez vos objectifs : Partagez vos objectifs de santé et de forme physique avec votre système de soutien et soyez précis sur ce que vous espérez atteindre. Cela les aidera à comprendre votre parcours et à mieux vous accompagner.

Faites de l'exercice avec un partenaire : trouver un partenaire d'entraînement qui partage vos objectifs et peut vous motiver et vous encourager pendant l'exercice peut vous aider à rester responsable et à rendre vos entraînements plus agréables.

Rejoignez un cours ou un groupe : envisagez de rejoindre un cours ou un groupe de fitness où vous pourrez vous connecter avec d'autres personnes partageant des objectifs et des intérêts similaires. Cela peut donner un sentiment de communauté et de responsabilité.

Utilisez la technologie : utilisez des applications ou des communautés en ligne pour vous connecter avec d'autres personnes qui partagent des objectifs similaires et peuvent offrir un soutien et des conseils.

Cherchez de l'aide professionnelle : envisagez de travailler avec un entraîneur personnel, un nutritionniste ou un professionnel de la santé mentale qui peut vous guider et vous soutenir dans la réalisation de vos objectifs.

Construire un système de soutien prend du temps et des efforts, mais les récompenses peuvent être importantes. S'entourer de personnes qui s'investissent dans votre réussite peut vous aider à rester motivé et responsable, et peut vous donner un sentiment de communauté et d'expériences partagées.

Trouver des partenaires de responsabilité

Trouver des partenaires responsables qui peuvent vous soutenir et vous motiver dans votre parcours de santé et de remise en forme peut être un excellent moyen de créer un système de soutien. Voici quelques conseils pour trouver des partenaires responsables :

Recherchez des personnes partageant les mêmes idées : recherchez des personnes qui partagent les mêmes objectifs et intérêts que vous. Il peut s'agir d'amis, de membres de la famille, de collègues ou même de personnes que vous rencontrez au gymnase ou à des cours de conditionnement physique.

Définissez des attentes claires : Soyez clair sur ce que vous attendez de votre partenaire responsable et sur ce qu'il peut attendre de vous. Cela peut vous aider à vous assurer que vous êtes tous les deux sur la même longueur d'onde et que vous pouvez vous soutenir mutuellement efficacement.

Trouvez quelqu'un qui a de l'expérience : recherchez quelqu'un qui a de l'expérience dans les domaines dans lesquels vous souhaitez vous améliorer, qu'il s'agisse d'exercice, de nutrition ou de gestion du stress. Ils peuvent être en mesure de fournir des conseils et un soutien en fonction de leurs propres expériences.

Rejoignez un groupe de soutien : recherchez des groupes de soutien locaux ou des communautés en ligne qui se concentrent sur la santé et la forme physique. Cela peut être un excellent moyen de se connecter avec d'autres personnes qui partagent vos objectifs et peuvent vous apporter soutien et motivation.

Utiliser la technologie : Il existe de nombreuses applications et outils en ligne disponibles qui peuvent vous aider à trouver des partenaires de responsabilité, à suivre les progrès et à vous motiver. Envisagez d'utiliser ces outils pour vous aider à entrer en contact avec d'autres personnes qui peuvent vous aider dans votre parcours de santé et de remise en forme.

N'oubliez pas que les partenaires de responsabilité peuvent fournir de la motivation et du soutien, mais en fin de compte, votre succès dépend de vous. Assurez-vous de fixer des objectifs réalistes, de rester engagé et de communiquer ouvertement avec votre partenaire responsable pour maximiser les avantages de ce système de soutien.

Chapitre No 7 Surmonter les obstacles et rester motivé

Surmonter les obstacles et rester motivé est essentiel pour maintenir un mode de vie sain. Voici quelques conseils pour rester motivé et surmonter les obstacles :

Fixez-vous des objectifs réalistes : Fixer des objectifs réalistes peut vous aider à rester motivé et concentré. Assurez-vous que vos objectifs sont réalisables et spécifiques à vos besoins.

Trouvez pourquoi : comprendre pourquoi vous voulez apporter des changements à votre santé et à votre forme physique peut vous aider à rester motivé. Envisagez d'écrire votre pourquoi et de vous y référer lorsque vous avez besoin d'un rappel.

Célébrez vos succès : Célébrer vos succès, aussi petits soient-ils, peut vous aider à rester motivé. Reconnaissez et célébrez vos progrès en cours de route.

Créez une routine : La création d'une routine peut vous aider à rester sur la bonne voie et à surmonter les obstacles. Prévoyez du temps pour l'exercice, la planification des repas et la relaxation.

Trouver du soutien : La création d'un système de soutien peut vous aider à rester motivé et à surmonter les obstacles. Appuyez-vous sur vos partenaires de responsabilité, votre famille et vos amis pour obtenir du soutien.

Soyez gentil avec vous-même : N'oubliez pas d'être gentil avec vous-même et faites preuve d'auto-compassion. Ne vous culpabilisez pas sur les revers ou les échecs, utilisez-les plutôt comme des opportunités de croissance et d'apprentissage.

Mélangez les choses : essayer de nouvelles choses peut vous aider à rester motivé et à éviter l'ennui. Envisagez d'essayer de nouveaux types d'exercices ou de nouvelles recettes saines.

Rappelez-vous que rester motivé et surmonter les obstacles est un processus continu. Soyez patient avec vous-même et restez attaché à vos objectifs.

Obstacles courants au maintien d'un mode de vie sain

Maintenir un mode de vie sain peut être difficile, et il existe plusieurs obstacles courants auxquels les gens peuvent être confrontés. Voici quelques-uns des obstacles les plus courants et comment les surmonter :

Manque de temps : De nombreuses personnes ont du mal à trouver le temps de faire de l'exercice ou de préparer des repas sains. Pour surmonter cela, essayez de programmer vos séances d'entraînement et le temps de préparation des repas dans votre calendrier. Cela peut vous aider à rester sur la bonne voie et à vous assurer que vous consacrez du temps à votre santé.

Manque de motivation : il est courant de se sentir parfois démotivé, mais il est important de trouver des moyens de rester motivé. Essayez de vous fixer des objectifs, de trouver un partenaire responsable ou de mélanger votre routine d'exercice pour que les choses restent intéressantes.

Stress et alimentation émotionnelle : Le stress peut entraîner une alimentation émotionnelle, ce qui peut faire dérailler votre mode de vie sain. Essayez de trouver des moyens sains de gérer le stress, comme faire de l'exercice, méditer ou parler à un thérapeute.

Pression sociale : Les événements sociaux et la pression des pairs peuvent rendre difficile le respect de votre mode de vie sain. Pour surmonter cela, essayez d'apporter vos propres collations saines à des événements sociaux ou suggérez des sorties actives avec des amis.

Contraintes financières : Manger sainement et s'inscrire à une salle de sport peut coûter cher, mais il existe des moyens de surmonter les contraintes financières. Envisagez d'acheter des produits de saison ou en solde, d'utiliser des ressources d'entraînement gratuites en ligne ou de trouver un partenaire d'entraînement pour partager le coût d'un abonnement à un gymnase.

N'oubliez pas que les obstacles font partie intégrante du cheminement vers un mode de vie sain. En identifiant les obstacles potentiels et en trouvant des moyens de les surmonter, vous pouvez rester sur la bonne voie et atteindre vos objectifs.

Stratégies pour surmonter les obstacles

Voici quelques stratégies supplémentaires pour surmonter les obstacles et rester motivé :

Concentrez-vous sur de petits changements : Apporter de petits changements durables à votre mode de vie peut être plus efficace que d'essayer de tout remanier en même temps. Commencez par un ou deux petits changements, comme ajouter plus de légumes à vos repas ou faire une courte promenade chaque jour, et progressez progressivement à partir de là.

Trouvez votre pourquoi : Réfléchissez à la raison pour laquelle vous voulez faire un changement et à ce que cela signifie pour vous. Que ce soit pour améliorer votre santé, vous sentir plus en confiance ou donner un exemple positif à vos enfants, avoir une forte motivation peut vous aider à rester engagé.

Célébrez les progrès : Célébrez vos réussites, aussi minimes soient-elles. Qu'il s'agisse de suivre votre routine d'entraînement pendant une semaine ou de choisir une collation saine plutôt qu'une option moins saine, prenez le temps de reconnaître et de célébrer vos progrès.

Obtenez de l'aide : N'ayez pas peur de demander de l'aide lorsque vous en avez besoin. Qu'il s'agisse d'un ami, d'un membre de la famille ou d'un professionnel, le soutien et la responsabilité peuvent faire une grande différence pour rester sur la bonne voie.

Soyez flexible : La vie est imprévisible, et il est important d'être flexible et adaptable dans votre approche. Si quelque chose ne se passe pas comme prévu, n'abandonnez pas. Au lieu de cela, trouvez un moyen d'ajuster votre plan et continuez d'avancer.

N'oubliez pas qu'il faut du temps et des efforts pour adopter un mode de vie sain, mais cela en vaut la peine à long terme. En restant motivé, en trouvant des stratégies pour surmonter les obstacles et en vous entourant de soutien, vous pourrez atteindre vos objectifs et maintenir un mode de vie sain pour les années à venir.

Conseils pour rester motivé

Voici quelques conseils pour rester motivé :

Fixez-vous des objectifs spécifiques et réalisables : Fixer des objectifs spécifiques et réalisables peut vous aider à rester concentré et motivé. Décomposez vos objectifs les plus importants en objectifs plus petits et plus faciles à gérer, et suivez vos progrès en cours de route.

Trouvez un partenaire responsable : Avoir quelqu'un pour vous tenir responsable peut être un excellent facteur de motivation. Trouvez un ami ou un membre de votre famille qui partage vos objectifs ou envisagez d'embaucher un coach ou un entraîneur personnel.

Mélangez : Faire la même chose tous les jours peut devenir ennuyeux et conduire à l'épuisement professionnel. Mélangez votre routine d'entraînement en essayant de nouveaux exercices ou cours, et variez vos repas en expérimentant de nouvelles recettes saines.

Récompensez-vous : mettez en place un système de récompense pour atteindre vos objectifs. Qu'il s'agisse d'une nouvelle tenue d'entraînement, d'un massage ou d'une soirée entre amis, avoir quelque chose à attendre avec impatience peut vous garder motivé.

Restez positif : Concentrez-vous sur les aspects positifs de votre mode de vie sain, comme vous sentir plus énergique, mieux dormir ou atteindre un nouveau record personnel. Célébrez vos succès et soyez gentil avec vous-même lorsque vous rencontrez des revers.

Visualisez le succès : Prenez le temps de vous visualiser en train d'atteindre vos objectifs. Imaginez comment vous vous sentirez, à quoi vous ressemblerez et ce que vous pourrez accomplir lorsque vous atteindrez votre objectif.

Faites-en une habitude : la cohérence est essentielle pour rester motivé. Faites de vos habitudes saines une partie intégrante de votre routine et elles deviendront bientôt une seconde nature.

Chapitre n° 8

Conclusion

En conclusion, faire de la santé et de la forme physique un mode de vie est un objectif important et gratifiant. En fixant des objectifs réalistes, en créant un plan d'exercice et de nutrition, en dormant suffisamment, en gérant le stress, en construisant un système de soutien et en restant motivé, vous pouvez atteindre et maintenir un mode de vie sain. N'oubliez pas qu'il ne s'agit pas de perfection, mais de progrès. De petits changements peuvent faire une grande différence dans votre santé et votre bien-être en général. En intégrant des habitudes saines à votre routine quotidienne, vous pouvez profiter d'une vie plus longue, plus saine et plus épanouissante.

Les bienfaits d'un mode de vie sain

Adopter un mode de vie sain peut apporter une variété d'avantages, notamment :

Amélioration de la santé physique : Un mode de vie sain peut réduire le risque de maladies chroniques telles que les maladies cardiaques, le diabète et certains types de cancer. Il peut également améliorer la santé cardiovasculaire, renforcer le système immunitaire et augmenter la forme physique générale.

Meilleure santé mentale : L'exercice, une alimentation

saine et un sommeil suffisant peuvent tous contribuer à une meilleure santé mentale. Un mode de vie sain peut réduire le risque de dépression et d'anxiété, améliorer l'humeur et les fonctions cognitives et augmenter l'estime de soi.

Augmentation de l'énergie et de la productivité : un mode de vie sain peut améliorer les niveaux d'énergie, ce qui peut entraîner une augmentation de la productivité et une plus grande capacité à gérer les tâches et les responsabilités quotidiennes.

Gestion du poids : Un mode de vie sain peut vous aider à maintenir un poids santé et à réduire le risque de maladies liées à l'obésité.

Amélioration de la qualité de vie : En améliorant la santé physique et mentale, un mode de vie sain peut améliorer la qualité de vie globale, notamment de meilleures relations, une participation accrue aux activités et un plus grand sentiment de bien-être.

Longévité : Adopter un mode de vie sain peut augmenter l'espérance de vie et réduire le risque de décès prématuré.

Dans l'ensemble, un mode de vie sain peut apporter de nombreux avantages à la fois à la santé physique et mentale, ainsi qu'améliorer la qualité de vie globale.

L'importance de faire de la santé et de la forme une priorité

Faire de la santé et de la forme une priorité est essentiel pour maintenir un mode de vie sain. Il peut être facile de négliger notre santé lorsque nous avons des horaires chargés ou lorsque nous donnons la priorité à d'autres aspects de notre vie, comme le travail ou la socialisation. Cependant, donner la priorité à la santé et à la forme physique est important pour plusieurs raisons :

Prévenir les maladies et les affections : un mode de vie sain peut réduire le risque de maladies chroniques telles que les maladies cardiaques, les accidents vasculaires cérébraux et le diabète. En accordant la priorité à la santé et à la forme physique, vous pouvez prendre des mesures pour prévenir ces maladies et améliorer votre état de santé général.

Améliorer la santé mentale : Il a été démontré que l'exercice et une alimentation saine améliorent la santé mentale en réduisant le risque de dépression et d'anxiété et en améliorant l'humeur et les fonctions cognitives. En donnant la priorité à la santé et à la forme physique, vous pouvez améliorer votre bien-être mental et réduire le stress.

Augmenter la productivité : Prendre soin de votre santé peut augmenter les niveaux d'énergie et améliorer la productivité, vous permettant d'être plus efficace dans vos tâches quotidiennes.

Améliorer la qualité de vie : En maintenant un mode de vie sain, vous pouvez améliorer votre qualité de vie globale en augmentant votre capacité à participer à des activités, en améliorant vos relations et en augmentant votre sentiment de bien-être.

Accroître la longévité : Donner la priorité à la santé et à la forme physique peut augmenter l'espérance de vie et réduire le risque de décès prématuré.

En bref, faire de la santé et de la forme physique une priorité est crucial pour maintenir un mode de vie sain et améliorer la santé physique et mentale globale.

Derniers conseils et recommandations

Voici quelques derniers conseils et recommandations pour faire de la santé et de la forme physique un mode de vie :

Commencez petit et créez une dynamique : n'essayez pas d'apporter trop de changements à la fois. Commencez par de petits changements gérables et créez progressivement une dynamique à mesure que vous vous familiarisez avec des habitudes saines.

Trouvez une activité que vous aimez : l'exercice ne doit pas être une corvée. Trouvez une activité que vous aimez, que ce soit du yoga, de la danse ou de la randonnée, et intégrez-la à votre routine.

Facilitez une alimentation saine : Planifiez à l'avance et ayez des collations et des repas sains à portée de main. Préparez les repas à l'avance et gardez des collations saines à votre bureau ou dans votre sac pour éviter les tentations malsaines.

Dormez suffisamment : faites du sommeil une priorité en fixant une heure de coucher régulière et en créant un environnement de sommeil relaxant. Évitez les appareils électroniques avant de vous coucher et essayez des techniques de relaxation pour vous aider à vous détendre.

Entourez-vous de personnes qui vous soutiennent : créez un système de soutien composé de personnes qui vous encouragent et vous motivent à maintenir un mode de vie sain. Il peut s'agir d'amis, de membres de la famille ou d'un partenaire de fitness.

N'abandonnez pas : N'oubliez pas que les revers font naturellement partie du processus. Si vous faites une erreur ou manquez une séance d'entraînement, n'abandonnez pas. Remettez-vous sur la bonne voie et continuez d'avancer.

En suivant ces conseils et en faisant de la santé et de la forme physique une priorité, vous pouvez créer un mode de vie sain qui profite à long terme à votre bien-être physique et mental.

www.ingramcontent.com/pod-product-compliance
Lightning Source LLC
Chambersburg PA
CBHW061602250726

48657CB00017B/1380